Te ^{17}
$_{144}$
A

INSTRUCTION

SUR

L'USAGE DES MÉDICAMENTS/

QUI ENTRENT DANS LA COMPOSITION DES COFFRES
EMBARQUÉS SUR LES NAVIRES DE COMMERCE,

DONNÉE A MM. LES CAPITAINES

Par M. ROSSOLLIN, Chevalier de l'ordre royal de la
légion d'honneur, Docteur en médecine, Chirurgien
entretenu de 1re classe, en retraite, médecin honoraire,
chargé du service de santé de la marine; M. GIRAUD-
St-ROME père, Ex-Professeur des hôpitaux militaires
d'instruction, Docteur en médecine et en chirurgie ; et
M. REIMONET, Membre de l'ancien collége de phar-
macie, Pharmacien de la grande miséricorde ; tous trois
Membres de la Société royale de médecine, et formant
la Commission établie à Marseille, en vertu de l'or-
donnance royale du 4 août 1819.

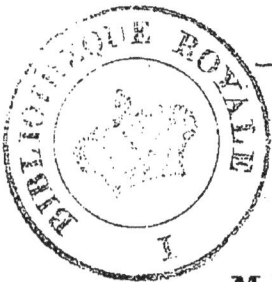

MARSEILLE.

IMPRIMERIE D'ACHARD , PLACE DU MARCHÉ DES CAPUCINS,
N° 4.

Août 1834.

INSTRUCTION

SUR L'USAGE DES MÉDICAMENTS,

POUR MM. LES CAPITAINES DES NAVIRES DE COMMERCE.

Médicaments contenus dans les Coffres.

L'EXTRAIT ou SEL DE SATURNE *(acétate de plomb liquide ou cristallisé)* ne doit être administré qu'à l'extérieur. On en met une pincée, 12 à 15 grains ou quelques gouttes, dans un verre d'eau de fontaine. Cette dissolution nommée *eau blanche, eau de Goulard,* est utile dans les inflammations de la peau, les contusions, les brûlures, les plaies simples, les inflammations des yeux ; on peut y ajouter quelques gouttes d'eau-de-vie simple ou camphrée.

L'EAU DE RABEL *(alcool sulfurique)* est le résultat de l'union de trois parties d'alcool et d'une partie d'acide sulfurique. Ce médicament tonique, et plus ou moins excitant, est employé à l'intérieur, à la dose de 12 à 36 gouttes dans un litre d'eau sucrée ou de tisane de graine de lin, contre la fièvre jaune, le scorbut, les hémorrhagies excessives, la diarrhée et la dyssenterie chroniques.

LE CHLORURE DE CHAUX est propre à purifier l'air vicié des navires et à désinfecter les lieux mal sains. On met une partie de chlorure de chaux dans 15 à 20 parties d'eau de fontaine: on agite ce mélange, qui servira à faire de arrosages, plusieurs fois par jour, dans l'intérieur du navire et auprès des malades. Ce moyen simple, économique, éminemment utile pour détruire les émanations infectes, est regardé aujourd'hui comme un préservatif sûr des fièvres de mauvais caractère.

Il est également avantageux dans le pansement des plaies et ulcères qui ont un caractère putride.

L'EAU-DE-VIE CAMPHRÉE (*alcool camphré*) s'emploie à l'extérieur dans les meurtrissures, les plaies contuses, les entorses, les fractures, les ulcères anciens, les douleurs de rhumatisme, les sciatiques et les plaies gangréneuses. On compose un liniment résolutif, très-usité, en faisant fondre trois onces de savon dans une livre d'alcool camphré.

LE CAMPHRE est un des plus puissants remèdes; il ne doit être administré à l'intérieur que d'après les conseils d'un médecin. Il sert à former l'alcool camphré, si l'on en fait dissoudre demi-once dans un litre d'esprit de vin à 21 degrés.

L'ALCALI VOLATIL *(ammoniaque)* est un médicament très-actif, dont l'emploi exige beaucoup de prudence. On le fait respirer aux malades dans les cas de défaillance, de faiblesse prolongée et d'asphyxie, en évitant d'en laisser tomber sur les lèvres et dans la bouche : il enflammerait ces parties. Un mélange d'un cinquième d'ammoniaque et de quatre parties d'huile d'olive, qui compose le *liniment volatif*, est recommandé dans les douleurs rhumatismales, la paralysie et les tumeurs froides. L'alcali volatil est prescrit à l'intérieur, à la dose de 5 à 6 gouttes dans une tasse d'eau, contre la morsure des serpents, l'érysipèle, les morts apparentes, etc.

L'HUILE D'OLIVE récente et pure donnée à l'intérieur à la dose de 3 à 4 cuillerées, est adoucissante, laxative, et convient dans les constipations opiniâtres. A plus haute dose, elle provoque le vomissement; elle est utile dans les indigestions et dans le cas d'empoisonnement par le vert de gris, l'arsénic, les champignons, etc. Quelques cuillerées d'huile dans un lavement d'eau tiède, d'eau de mauve ou de graine de lin, dissipent les coliques et les embarras du bas-ventre.

Appliquée à l'extérieur, l'huile assouplit la peau; elle sert à panser les brûlures récentes, lorsque l'épiderme n'est pas enlevé; elle est recommandée dans la piqûre de certains insectes, la morsure des vipères. Des frictions d'huile surtout le corps s'opposent à la contagion de la peste, et sont utiles dans la fièvre jaune des Antilles.

LA CIRE JAUNE sert dans les pharmacies pour la préparation des emplâtres, des onguents, et à composer le *cérat de Galien,* en faisant fondre à une douce chaleur deux onces de cire jaune ou blanche dans une demi-livre d'huile d'olive On coule ce mélange dans un mortier de marbre, on l'agite quand il est à moitié refroidi, on y incorpore peu-à-peu environ six onces d'eau Ce cérat est un topique doux qu'on applique sur les plaies simples, les brûlures, les dartres et les écorchures. Pour le rendre dessicatif, on le lave avec l'eau de Goulard, ou l'on y ajoute un peu d'extrait de saturne ou acétate de plomb liquide.

LE LAUDANUM LIQUIDE (*teinture, gouttes anodines de Sydenham*) est une préparation qui a pour base l'opium. Sa dose ordinaire est de 25 à 30 gouttes qu'on verse dans cinq onces d'eau sucrée et qu'on fait prendre par cuillerées, dans la colique, les douleurs d'estomac, les vomissements nerveux, le choléra morbus, la diarrhée, la dyssenterie, les douleurs vénériennes et celles causées par de fortes contusions ou blessures.

LA POUDRE DE DOWER peut être administrée à l'intérieur, deux ou trois fois par jour à la dose de 5 ou 6 grains qu'on délaye dans une cuillerée de tisane ou d'eau sucrée. Cette poudre calmante et sudorifique est recommandée dans les suppressions de la transpiration, les rhumes, les catarrhes pulmonaires et les douleurs rhumatismales. On la prescrit encore avec avantage dans la dyssenterie, à la dose de 12 à 16 grains par jour, dont moitié en deux doses, le matin et à midi, et le reste le soir.

L'IPÉCACUANHA exite le vomissement à la dose de 16 à 24 grains. On le prescrit en poudre, le matin à jeun dans un demi-verre d'eau pure ; on facilite les vomissements qu'il provoque en buvant de l'eau tiède; il ne faut administrer que rarement l'ipécacuanha à titre d'émétique, à moins que le malade ait des renvois fréquents, amers, acides, nauséabonds, la langue blanche ou jaunâtre et des envies de vomir, sans douleurs à l'épigastre (*creux de l'estomac*). Le seul cas où un homme qui n'est pas médecin puisse se permettre d'administrer un vomitif est celui d'une indigestion bien constatée, et qui ne serait pas suivie par elle-même d'évacuation. Alors au lieu de donner l'ipécacuanha à haute dose, il vaudrait mieux le faire prendre en deux ou trois doses de 4 à 6 grains chacune, à un quart d'heure d'intervalle.

L'ÉMÉTIQUE (*tartrate de potasse et d'anti-moine*) ne saurait être prescrit avec trop de réserve. La manière la plus commode de le faire prendre consiste à mêler deux grains de tartre émétique dans quatre onces d'eau sucrée, qu'on donne par cuillerée à bouche de quart d'heure en quart d'heure, avec l'attention de faire boire de l'eau tiède aussitôt que les efforts de vomissement commencent, et de supprimer les cuillerées du remède quand le malade a vomi quatre ou cinq fois. A bord des navires de commerce, il conviendrait de borner l'usage de l'émétique aux cas d'apoplexie et d'asphyxie par submersion, et le prescrire seulement en lavement à la dose de 3 à 6 grains.

LA CRÈME DE TARTRE (*tartrate acidule de potasse*) est un purgatif doux que l'on administre depuis deux gros, demi-once jusqu'à une once. On la fait dissoudre dans un litre d'eau bouillante, de tisane d'orge ou de graine de lin, édulcorée avec suffisante quantité de sucre ou de miel. Le remède est utile dans les pays chauds et pendant l'été, contre les maladies inflammatoires, les douleurs de tête causées par l'exposition au soleil, les maux de gorge, l'érysipèle, la jaunisse, etc. On fait une boisson rafraîchissante fort agréable, en mettant un ou deux gros de crème de tartre dans une bouteille d'eau sucrée.

LE NITRE (*nitrate de potasse*) facilite le cours des urines et modère la chaleur générale.

On le donne à la dose de 15, 20 grains à un gros, dans trois verres de tisane d'orge. Il convient pendant le cours des phlegmasies dont l'intensité a été diminuée par les délayants et la saignée; dans la seconde période des maladies des voies urinaires, de la néphrite et de la gonorrhée. Ce sel est administré à haute dose, associé à la conserve de roses dans certains crachements de sang. Il a été préconisé pour le cours des affections bilieuses avec chaleur âcre à la peau, soif intense, etc., pour les jaunisses, les fièvres intermittentes du printemps.

On l'a appliqué à l'extérieur dans les affections goutteuses qui surviennent pour la première fois, après avoir prescrit les évacuations sanguines, la diète, les délayants. Il est contre-indiqué dans les maladies de la poitrine, accompagnées de toux, qu'il est capable de provoquer.

LE MERCURE DOUX *(protochlorure de mercure)* est un purgatif vermifuge et anti-vénérien qui est administré depuis 2, 6 jusqu'à 12 grains, incorporé dans le miel ou le savon. On en fait des pilules qui contiennent un grain de ce sel. Le malade en prendra une, toutes les trois ou quatre heures, dans les obstructions du bas-ventre, l'inflammation du foie sans fièvre, les écrouelles, les dartres, la constipation, etc. On saupoudre de mercure doux les chancres vénériens et les pustules humides pour en favoriser la guérison.

2

LA MANNE s'administre à la dose de deux onces ; on l'associe à d'autres purgatifs. Faites infuser dans un verre d'eau bien chaude, deux gros
de rhubarbe ou de séné ; faites y fondre deux
onces de manne et demi-once de sel d'Epsom ;
passez à travers un linge, et vous aurez une médecine ordinaire qu'on peut prendre en une seule
fois. Elle convient lorsqu'il y a défaut d'appétit,
bouche mauvaise, langue blanchâtre, langueur
des digestions, sans douleurs au creux de l'estomac, borborygmes (gargouillements), constipation ou selles de mauvaise qualité. Il faut être
très-circonspect dans l'usage des purgatifs, qui
sont contre-indiqués, en général, tant que la
fièvre existe.

LE MIEL est généralement employé pour édulcorer les tisanes, les potions, pour lier les pou-
dres dont on veut faire des bols, des pilules, etc.
Une ou deux cuillerées de miel dans un litre de
tisane d'orge, de graine de lin, la rendent plus
adoucissante et très-utile contre le rhume, les
inflammations aiguës ou chroniques de la poitrine et les affections catarrhales en général.

Il est employé comme laxatif en lavement,
à la dose de deux à quatre cuillerées.

LE SEL D'EPSOM (sulfate de magnésie) est
un purgatif commode, à la dose de 2, 3 à 4 gros
dans un verre de tisane d'orge. Il excite modé-

rément les évacuations par le bas ; pour en obtenir de plus abondantes, on peut donner une once et demie de ce sel dans trois verres d'eau, que le malade prendra de demi-heure en demi-heure. On prescrit plus souvent le sulfate de magnésie avec d'autres purgatifs ; il ne convient pas dans les irritations des intestins et les affections du bas-ventre avec sensibilité de cette partie.

LA RHUBARBE à la dose de 2 gros que l'on fait bouillir dans un verre d'eau, est un léger laxatif. On l'associe ordinairement avec la manne et le sel d'Epsom. La rhubarbe convient aux personnes délicates et aux convalescents. Elle est recommandée séparément en teinture contre les embarras du ventre et sur le déclin des diarrhées et dyssenteries qui surviennent en automne. On fait prendre, dans les premières cuillerées de soupe, 8 à 12 grains de rhubarbe en poudre, à titre de stomachique, pour aiguiser l'appétit et faciliter la digestion.

LE SUC DE CITRON, dont il ne faut pas abuser dans les climats chauds, sert à faire la limonade, en versant deux ou trois cuillerées de ce suc dans un litre d'eau sucrée. Cette boisson rafraîchit pendant les grandes chaleurs de l'été. Elle convient dans le cours des maladies aiguës, lorsque la soif est vive, la peau sèche et brûlante. Un verre de limonade bien édulcorée et tiède,

*

auquel on ajoute deux cuillerées d'eau-de-vie, forme une potion utile dans les faiblesses d'estomac et surtout dans le scorbut.

LE SUCRE est un objet de consommation générale dont l'usage est bien connu. Il mérite la préférence sur tous les moyens proposés contre l'empoisonnement par le vert de gris et les autres sels cuivreux. On l'administre à grande dose dans l'eau ou dans un liquide mucilagineux, qu'on fait prendre en grande quantité, lorsqu'on est à portée de donner des secours au malade, peu de temps après l'accident.

LE VITRIOL BLANC (*sulfate de zinc*) dissous à la dose de 12 à 20 grains dans cinq onces d'eau bien pure, compose un collyre résolutif, qui est indiqué dans les ophthalmies exemptes de douleurs aiguës. Il sert à la même dose dans un verre d'eau miélée pour se gargariser la bouche, sans en rien avaler, contre les maux de gorge et les aphthes anciens.

LA TEINTURE DE CANNELLE (*alcool à la cannelle*) prescrite d'un à quatre gros dans un demi-verre d'eau sucrée, de vin, ou d'infusion de camomille, qu'on donne par cuillerées, est un excellent remède pour les syncopes, les défaillances et les flux lientériques sans inflammation ni irritation.

L'ÉTHER SULFURIQUE est une liqueur stimulante que l'on fait aspirer dans les défaillances, l'asphyxie et l'asthme convulsif. On en donne 4, 8, 12 gouttes sur un morceau de sucre, ou 25, 30 à 40 gouttes dans cinq onces d'eau froide suffisamment édulcorée, à prendre par cuillerées de demi-heure en demi-heure, après un accès d'épilepsie, dans la maigraine, les vomissements nerveux, les douleurs de l'estomac, la colique venteuse, et en général dans toutes les affections spasmodiques et non inflammatoires, qui exigent l'emploi des calmants.

L'ORGE MONDÉ que l'on fait bouillir jusqu'à ce qu'il soit crevé, à la dose de deux cuillerées par litre d'eau, forme une tisane adoucissante, communément usitée dans les rhumes, les catarrhes, les maux de gorge, la difficulté d'uriner, la gonorrhée et presque toutes les maladies aiguës. On ajoute à cette boisson du sucre, du miel ou du suc de réglisse pour la rendre plus agréable, et du suc de citron pour apaiser la soif.

* LA GOMME ARABIQUE est douée d'une propriété émolliente et adoucissante. On la triture depuis demi-once jusqu'à une once avec pareille quantité de sucre. On fait dissoudre le tout dans un litre d'eau chaude. Cette tisane est d'un secours utile au début de la plupart des inflammations internes, dans les douleurs aiguës de l'estomac,

la diarrhée, la dyssenterie, l'inflammation des intestins, les rhumes aigus, la toux violente, les fluxions de poitrine, les difficultés d'uriner, les pissements de sang, la gonorrhée, etc.

LES FLEURS DE CAMOMILLE, en infusion, à la dose d'une bonne pincée (demi-once) sur un litre d'eau bouillante édulcorée avec du sucre ou du miel, conviennent pour exciter les fonctions de la peau et des organes digestifs, dans les faiblesses d'estomac, les indigestions, les coliques, les flatuosités, la diarrhée, la suppression de la transpiration, les douleurs convulsives, les fièvres intermittentes, etc. On ajoute souvent 20 gouttes d'éther ou de laudanum à cinq onces de cette infusion, que l'on fait prendre par cuillerées. On administre encore l'infusion de camomille pure, en lavements et en fomentations dans les mêmes maladies, et les fleurs en cataplasme, pour panser les vieux ulcères.

L'EXTRAIT ou SUC DE RÉGLISSE remplace le sucre et le miel pour édulcorer les tisanes d'orge, de graine de lin, de riz, de chiendent, etc. On le prescrit depuis un gros jusqu'à demi-once par pinte. On l'emploie contre les rhumes, les toux fatigantes, le catarrhe pulmonaire, soit dans la tisane, soit fondu dans la bouche des malades.

LES GRAINES DE LIN, qu'on fait infuser depuis deux gros jusqu'à demi-once dans un litre

d'eau bouillante ; composent une boisson mucila-
gineuse et adoucissante qui est indiquée dans
l'inflammation des reins, de la vessie et des organes contenus dans le bas-ventre ; dans la difficulté d'uriner, la gonorrhée ; au commencement
des maladies aiguës, accompagnées de vive chaleur et d'irritation. On s'en sert en lavement dans
les constipations, les coliques, l'inflammation
des intestins ; en collyre dans les ophthalmies ; en
fomentations et en bains. La graine de lin ré-
duite en farine, mêlée à la mie de pain, délayée
dans l'eau chaude ou le lait, sert à faire des cata-
plasmes émollients qu'on applique, matin et soir,
sur les tumeurs inflammatoires de la peau et
les abcès (dépôts) accompagnés de vives douleurs.

LE SULFATE DE QUININE est un sel très-
amer, de couleur blanche, qu'on retire du quinquina, et qu'il remplace avec avantage dans tous
les cas où cette écorce exotique est indiquée. C'est
un puissant tonique et un remède précieux contre
la périodicité et l'intermittence des maladies. Il
agit sous un très-petit volume ; on le prescrit
depuis 3, 6, 12 à 24 grains, rarement au-delà.
Sa saveur amère, qui n'est point rebutante comme celle du quinquina, peut être masquée avec
du sucre, du miel, des pellicules de fruit, du
pain enchanté.

Dans les fièvres intermittentes simples, on

prescrit ordinairement le sulfate de quinine à la dose de 12 grains qu'on divise en quatre prises. On les donne successivement, à plusieurs heures de distance, dans l'intervalle des accès, de manière que la dernière prise soit administrée une heure avant le frisson. Il faut faire précéder l'emploi de ce sel par la saignée ou une application de sangsues à l'épigastre (creux de l'estomac) pratiquée pendant la période de la chaleur, lorsque la fièvre intermittente est intense, les accès longs, et leur intervalle de courte durée.

Le sulfate de quinine doit être administré à plus hautes doses, au début de la maladie et de suite après l'accès, contre les fièvres intermittentes pernicieuses qui règnent dans les endroits marécageux et insalubres.

On fait dissoudre 3 à 4 grains de sulfate de quinine dans cinq onces d'eau sucrée, que le malade prendra par cuillerées à bouche toutes les heures, dans les sueurs excessives, les longues convalescences, le scorbut, les maux de tête périodiques, à la fin des catarrhes pulmonaires, des péripneumonies, de la goutte quand l'irritation est passée, et toutes les fois qu'il s'agit de de donner de l'énergie aux organes digestifs.

L'EMPLÂTRE ÉPISPASTIQUE (*vésicatoire*) doit sa propriété irritante et la vésication qu'il détermine à une certaine quantité de cantharides qui entrent dans sa composition.

On étend cet emplâtre sur un morceau de linge ou de peau blanche de grandeur convenable; on le recouvre d'une légère couche de poudre de cantharides. Il faut raser la partie, la frotter avec un linge imbibé de vinaigre, jusqu'à ce qu'elle soit rouge, et appliquer ensuite le vésicatoire qu'on maintient au moyen d'une compresse et d'une bande. Douze heures après, on lève l'appareil, on perce l'ampoule, on enlève l'épiderme ou non, selon le degré d'irritation que l'on veut produire et on panse la plaie avec une feuille de poirée ou un linge enduit de beurre, de cérat ou d'onguent jaune, auquel on mêle par suite un peu de pommade de garou pour ranimer sa surface et en augmenter la suppuration.

Des vésicatoires doivent être appliqués aux jambes et aux cuisses, lorsque les forces du corps sont languissantes, dans les fièvres de mauvais caractère; à la nuque et derrière les oreilles, contre l'ophthalmie ancienne, les maux de dents et les douleurs nerveuses de la tête; sur la poitrine et aux bras, pour dissiper des points de côté, diminuer la gêne de respirer et favoriser l'expectoration dans les péripneumonies (fluxions de poitrine) et les catarrhes chroniques; sur le bas-ventre, contre les coliques, les diarrhées, les dyssenteries rebelles; derrière les cuisses et au-dessous de la fesse, dans les douleurs sciatiques et rhumatismales; et sur le lieu même où la fluxion était établie, dans les cas de goutte rentrée, de dartre répercutée, etc. 3

On conseille d'entretenir la suppuration d'un vésicatoire quand il s'agit de remplacer une maladie de la peau qui tend à se supprimer, un ulcère qui s'est desséché; de faire cesser un catarrhe pulmonaire ancien et de se préserver des maladies épidémiques et contagieuses.

LES CANTHARIDES EN POUDRE, répandues sur un emplâtre un peu épais de diachylon sur du bon levain, ou un mélange de farine et de vinaigre, étendu sur du linge, sont employées quand on manque d'emplâtre épispastique. Elles forment la base de cet emplâtre et rendent plus actifs les vésicatoires qui en sont sauproudrés.

LA POMMADE DE GAROU est aussi un épispastique. On l'étend sur du linge qu'on applique sur la partie du corps où l'on se propose d'établir une irritation. On mêle plus souvent cette pommade avec du cérat, de l'onguent jaune, pour entretenir la suppuration des vésicatoires.

Elle est préférable pour le pansement des vésicatoires aux pommades dans lesquelles entrent les cantharides, qui ont l'inconvénient d'irriter les voies urinaires.

L'EMPLATRE DE DIACHYLON, en sparadrap, sert à réunir les plaies faites par un instrument tranchant. Après avoir lavé la plaie pour enlever tous les corps étrangers qui peuvent s'y être introduits, on en rapproche les lèvres et on les maintient en contact au moyen de bandelettes étroites de diachylon, séparées par un petit intervalle. On la recouvre de charpie sèche, d'une compresse et d'une bande peu serrée.

De larges bandelettes de sparadrap sont utiles pour changer la forme des ulcères anciens, en rapprocher peu-à-peu les bords et hâter leur cicatrisation.

Des morceaux de sparadrap sont encore appliqués avec succès sur les tumeurs et les engorgemens lymphatiques, les bubons vénériens, les furoncles et les cors aux pieds.

L'EMPLATRE DE VIGO, *cum mercurio*, est un puissant fondant que l'on emploie contre les engorgements scrophuleux des glandes du cou, des aines et des aisselles, les tumeurs vénériennes, et sur les testicules engorgés, s'il n'y a ni douleur ni inflammation.

LE CÉRAT JAUNE (*onguent jaune*) est un adoucissant, pour panser les brûlures, les plaies récentes, les ulcères simples et les vésicatoires. On l'étend sur du linge ou sur des plumasseaux de charpie qui défendent les surfaces malades du contact de l'air, du frottement des corps extérieurs et rendent ainsi les progrès de la cicatrisation plus rapides.

L'ONGUENT MERCURIEL, très - efficace contre la syphilis, ne doit servir à bord des navires de commerce qu'à panser les bubons ouverts et les ulcères vénériens, avec des plumasseaux de charpie enduits de cet onguent.

On détruit la vermine du corps et de la tête avec un mélange d'un tiers d'onguent mercuriel sur deux parties de cérat, mais surtout en observant la plus grande propreté.

LA POMMADE ANTIPSORIQUE est employée en frictions pour guérir la gale récente et simple. Avant de commencer les frictions, on fait prendre 2 ou 3 bains tièdes, un purgatif et une tisane amère de chicorée ou de patience. Ensuite on fait, matin et soir, avec cette pommade, des frictions de deux gros, sur les diverses articulations, au poignet, au jarret, entre les doigts, sur le ventre et dans tous les endroits où la démangeaison se fait sentir, et où paraissent les boutons. Le choix de la pommade n'est pas indifférent ; l'onguent citrin qu'on prescrit de préférence dans les gales invétérées, a l'inconvénient d'irriter la bouche et de produire la salivation, surtout à la mer. On continue la tisane pendant la durée du traitement, et on réitère le purgatif à la fin, lorsque l'éruption des boutons a complettement disparu.

LA POUDRE DE DIASCORDIUM est un

composé de substances toniques et excitantes,
unies à l'opium, que l'on prescrit à la dose de 15 à
20 grains avec un peu de miel qu'on délaye dans
du vin, du bouillon ou de l'eau sucrée. On en
retire d'heureux résultats dans les dévoiements
invétérés, les dyssenteries chroniques, et dans les
faiblesses d'estomac, pour rendre plus régulier
l'exercice des fonctions digestives, etc.

LE THÉ VERT est recommandé comme sti-
mulant, stomachique et sudorifique. On en fait
une infusion dans l'eau chaude, que l'on prend
avec du sucre et par tasse, de demi-heure en demi-
heure, dans les indigestions, l'ivresse, les suppressions de transpiration, les débilités d'estomac, etc.

Le thé doit ses propriétés, principalement à
l'eau chaude abondante de l'infusion qui délaye,
adoucit, diminue l'activité des liqueurs spiri-
tueuses et des aliments pris en trop grande quantité, et permet leur passage dans l'intestin. La
légère action stimulante des feuilles de thé peut
cependant exciter la transpiration.

Le thé trop chargé agite, donne des tremble-
mens et produit l'insomnie.

En ajoutant deux onces d'eau-de-vie, demi-
once de suc de citron par litre d'infusion de thé
sucré, on prépare une boisson agréable qui, prise
avec modération, convient dans le scorbut et les
langueurs d'estomac.

Le thé peut être remplacé par les infusions

de feuilles de menthe, de verveine odorante, de sauge, de fleurs de tilleul ou de bourgeons de sapin. On se procure ceux-ci dans les relâches où l'on fait de l'eau, du bois; ils sont utiles aux scorbutiques.

REMARQUES.

Eau de Mer.

L'EAU DE MER est un remède actif et précieux. Quelques marins en font un usage fréquent pour entretenir la liberté du ventre et remédier à la constipation, si ordinaire sur les vaisseaux. Un ou deux verres d'eau de mer mêlés à autant d'eau commune, pris le matin à jeun, agissent comme un purgatif. On en diminue la dose, on la coupe avec la tisane d'orge ou de riz, si elle produit des évacuations trop abondantes.

L'eau marine tiède est employée toutes les fois que l'on veut faire prendre un lavement purgatif.

Les bains de mer sont utiles dans toutes les affections cutanées, et surtout pour la guérison des gales récentes et sans complications. Ces bains régularisent la transpiration, excitent l'appétit, fa-

vorisent la digestion, apaisent la soif, diminuent
la chaleur du corps et peuvent préserver les Eu-
ropéens des maladies endémiques qui règnent
dans les pays chauds. Avant de se baigner, il faut
observer que la mer ait ressenti l'influence des
rayons solaires, que le corps ne soit pas en sueur
et que la digestion soit faite, si l'on n'est pas à
jeun. On ne restera pas dans l'eau plus de demi-
heure ou de trois quarts d'heure.

L'eau de mer est encore recommandée dans
les entorses, les contusions, le pansement des
ulcères anciens et des plaies qui tendent à une
dégénérescence putride.

Hernies.

LES HERNIES (*descentes, efforts*) sont des
maladies auxquelles les marins sont très-souvent
exposés. Lorsque à la suite d'un travail pénible,
d'un violent effort, d'un accès de toux ou de vomissement, une petite tumeur se montre tout-
à-coup au pli de l'aine, il est probable qu'elle est
produite par la sortie d'une portion d'intestin ou
d'épiploon à travers la capacité du bas-ventre :
ce qui constitue la *hernie inguinale*.

Cette tumeur molle et sans douleur, qui diminue de volume et rentre facilement en la pres-
sant avec la main, étant couché sur le dos, et

qui reparaît par la toux ou en restant debout, ne doit pas être confondue avec une tumeur inflammatoire à l'aine ou un bubon vénérien, ordinairement dur, développé peu-à-peu, douloureux au toucher, plus ou moins rouge, et qui ne change pas de volume, quelque position que prenne le malade.

Pour remédier à cet accident, il faut faire rentrer le plus tôt possible la hernie, et s'opposer à sa sortie au moyen d'un bandage élastique. On fera coucher le malade sur le dos, la tête inclinée sur la poitrine et soutenue par un oreiller, les jambes et les cuisses fléchies, les genoux écartés et maintenus par un aide; le bassin sera relevé, en plaçant un coussin sous les fesses et le bas des reins, afin de mettre les muscles du bas-ventre dans le plus parfait relâchement. On presse alors la tumeur de bas en haut, doucement et sans violence, pour éviter de meurtrir les parties qui la forment et en favoriser la rentrée. Si l'on ne parvient pas de suite à ce but, il faudra maintenir, pendant quelque tems et invariablement, le malade dans cette position, qui seule suffit le plus souvent pour que la réduction spontanée s'opère, et appliquer sur la tumeur de la glace ou des linges imbibés d'oxycrat (mélange d'eau et de vinaigre) le plus froid possible, ou d'eau fraîche contenant une once de sel nitre par pinte.

Si la hernie est étranglée, une forte saignée sera nécessaire dès le début de l'étranglement, et l'on profitera de la syncope qui survient quelquefois pour repousser les parties sorties.

Lorsque la tumeur est tout-à-fait rentrée, on applique un bandage herniaire et son sous-cuisse que le malade continuera de porter, pour prévenir une nouvelle issue des parties qui sont très-disposées à s'échapper lorsque le malade tousse, se tient debout, fait quelque effort ou exécute différents mouvements.

Secours à donner aux Noyés.

LES SECOURS A DONNER AUX NOYÉS sont d'autant plus importants à connaître que la submersion est un accident commun et trop souvent funeste aux marins.

Après avoir retiré de l'eau un homme tombé à la mer, s'il est privé de sentiment et de mouvement, on lui passera de suite, s'il est possible, les doigts dans la bouche, pour la débarrasser des mucosités et des corps étrangers qui peuvent s'y être introduits. Aujourd'hui qu'il est bien reconnu que la mort d'un noyé est une véritable suffocation, produite par la privation de l'air et non par l'entrée de l'eau dans l'estomac, et quoiqu'on ait peut-être raison de penser que, dans les premiers temps de l'immersion, il entre un peu d'eau dans les bronches, cependant on ne

4

lui donnera aucune forte secousse, on ne le sus-
pendra point par les pieds, sous prétexte de lui
faire rendre le liquide qu'il peut avoir avalé :
cette pratique vulgaire a fait beaucoup de vic-
times.

On aura soin de le coucher horizontalement,
la tête un peu relevée, le corps légèrement incliné
sur le côté droit, et de lui ôter avec précaution
ses vêtements humides que l'on coupera d'un
bout à l'autre avec des ciseaux, pour que cette
opération soit moins longue. Sa tête sera couverte
d'un mouchoir ou d'un bonnet, et son corps,
tout-à-fait nu, sera essuyé exactement avec un
drap sec. On l'exposera ensuite à l'action du soleil
pendant l'été; on s'empressera, dans toute autre
saison, de l'envelopper d'une ou de deux couver-
tures de laine, et de le mettre dans un lit modé-
rément chaud, dans la situation indiquée, à une
distance convenable d'un feu de flamme, s'il est
possible. On le rechauffera lentement; on fera,
sous la couverture, avec les mains nues ou avec
des morceaux de flanelle bien échauffés, des frictions sèches sur la région du cœur, le creux de
l'estomac, le ventre, les reins et les membres. On
promènera sur ces parties, par-dessus la couverture, on y laissera même séjourner quelque temps,
des fers à repasser chauds, une bassinoire garnie,
des vessies à moitié pleines d'eau tiède ou des vases
de grès remplis d'eau bouillante, bien bouchés.
On placera sous le nez du submergé un flacon

débouché d'alcali volatil, et on insinuera doucement dans ses narines et dans sa bouche la barbe
d'une plume trempée dans ce liquide ou dans de
l'alcool.

Si, après cinq minutes, ces moyens paraissent
insuffisants pour ranimer l'asphyxié, il faudra,
sans discontinuer les frictions, introduire de l'air
dans les poumons afin de rétablir le jeu de la
respiration. A cet effet, on ne soufflera point
directement dans la bouche du noyé, ce qui est
généralement improuvé, car les expériences phy-
sico-chimiques confirment aujourd'hui que *l'ha-
leine de l'homme est mortelle à l'homme*; mais
après avoir fermé sa bouche et une de ses narines, on pourrait insinuer immédiatement, dans
l'autre, le bec d'un soufflet de cheminée. On in-
troduit plus souvent dans la narine libre une
canule courbe, et on adapte à son extrémité le
soufflet qu'on fera agir, dans tous les cas, par
petites saccades et avec douceur, jusqu'à ce que
l'on s'aperçoive que la poitrine commence à se
dilater. On lâchera de tems en tems la narine
comprimée, pour laisser échapper l'air par in-
tervalles, et on exercera des pressions douces et
alternatives sur la poitrine et le bas-ventre, afin
d'imiter les mouvements respiratoires.

Pendant que l'on continue l'insufflation, on
dispose tout pour donner des lavements âcres et
purgatifs, bien préférables à ceux de fumée de
tabac, qu'il n'est pas toujours bien facile de faire

pénétrer dans les intestins, qui tendraient à stupé-
fier de plus en plus le système nerveux, et qui
s'opposeraient à l'abaissement du diaphragme, et
par conséquent au rétablissement de l'acte respi-
ratoire, si les intestins étaient distendus par cette
fumée. On donnera des lavements d'eau de mer
ou d'eau de fontaine contenant une once de savon
ou de sel, ou même quatre à six grains d'émétique. On a souvent employé avec succès un lavement composé de deux bonnes pincées de feuilles
de tabac qu'on fait bouillir dans une pinte d'eau
à laquelle on ajoute deux cuillerées de sel de
cuisine.

Dès que la respiration commence à se rétablir,
le cœur à battre, on doit cesser toute insufflation
dans les poumons, mais continuer les douces pressions sur la poitrine et sur le ventre. Ensuite on
pourra se permettre de faire couler lentement
dans la bouche quelques cuillerées d'eau-de-vie
camphrée mêlée d'eau tiède, un peu de vin ou
quelque liqueur aromatique; cela ne peut se faire
que lorsque la respiration est rétablie. Sans elle,
la déglutition ne peut s'opérer, et en voulant faire
avaler trop tôt le malade, il est à craindre que le
liquide ne passe plutôt dans les bronches que
dans l'estomac. Si la bouche est fermée par la
convulsion des muscles de la machoire inférieure,
on cherchera à l'ouvrir avec un manche de cuiller
ou le double levier, qu'il faut employer avec mé-
nagement et sans violence. On maintiendra les

mâchoires entr'ouvertes en plaçant entre les dents un morceau de liége ou de bois, pour éviter la lésion de la langue et faciliter la déglutition.

Dans le cas où l'action des remèdes déterminerait des nausées sans vomissements réels, on a conseillé de faire avaler au noyé trois grains d'émétique dissous dans deux verres d'eau chaude. Mais l'émétique ne doit peut-être s'administrer qu'en lavement. Un des effets directs de l'asphyxie est de produire l'engorgement du cerveau, engorgement que les efforts du vomissement ne peuvent qu'augmenter; aussi lorsque le malade commence à respirer et que la circulation se rétablit, il survient une réaction; le cœur et les artères battent avec violence, et l'apoplexie peut avoir lieu si elle n'existait déjà. Un tel état exige presque toujours qu'on tire au malade une quantité de sang relative à son âge et à son tempérament. Contre l'opinion de quelques auteurs, qui veulent qu'on saigne seulement les sujets dont le visage est rouge, violet ou noir, et dont les membres conservent encore de la flexibilité et de la chaleur, la saignée ne doit pas être pratiquée avant que la réaction s'établisse, et il faut attendre que la force et la fréquence des pulsations en indiquent la nécessité. La saignée à la jugulaire est la plus efficace; celle du bras est souvent plus facile, et produit une déplétion plus prompte.

La laryngotomie, l'électricité, le galvanisme, etc., sont des moyens auxiliaires très-recommandés, qui ne peuvent être administrés que par un homme de l'art.

Tous les secours dont nous venons de parler agissent avec lenteur, et d'une manière presque insensible. On doit les administrer, sans interruption, pendant plusieurs heures de suite, sagement, lentement, avec ordre, et le plus promptement possible; car les moments sont précieux. Quel que soit l'état de l'individu qu'on retire de l'eau, l'humanité commande de lui donner des soins avec la plus grande persévérance, puisqu'on a vu des noyés rappelés à la vie après 7 à 8 heures de tentatives.

FIN.

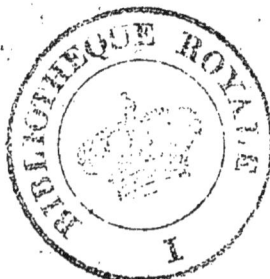

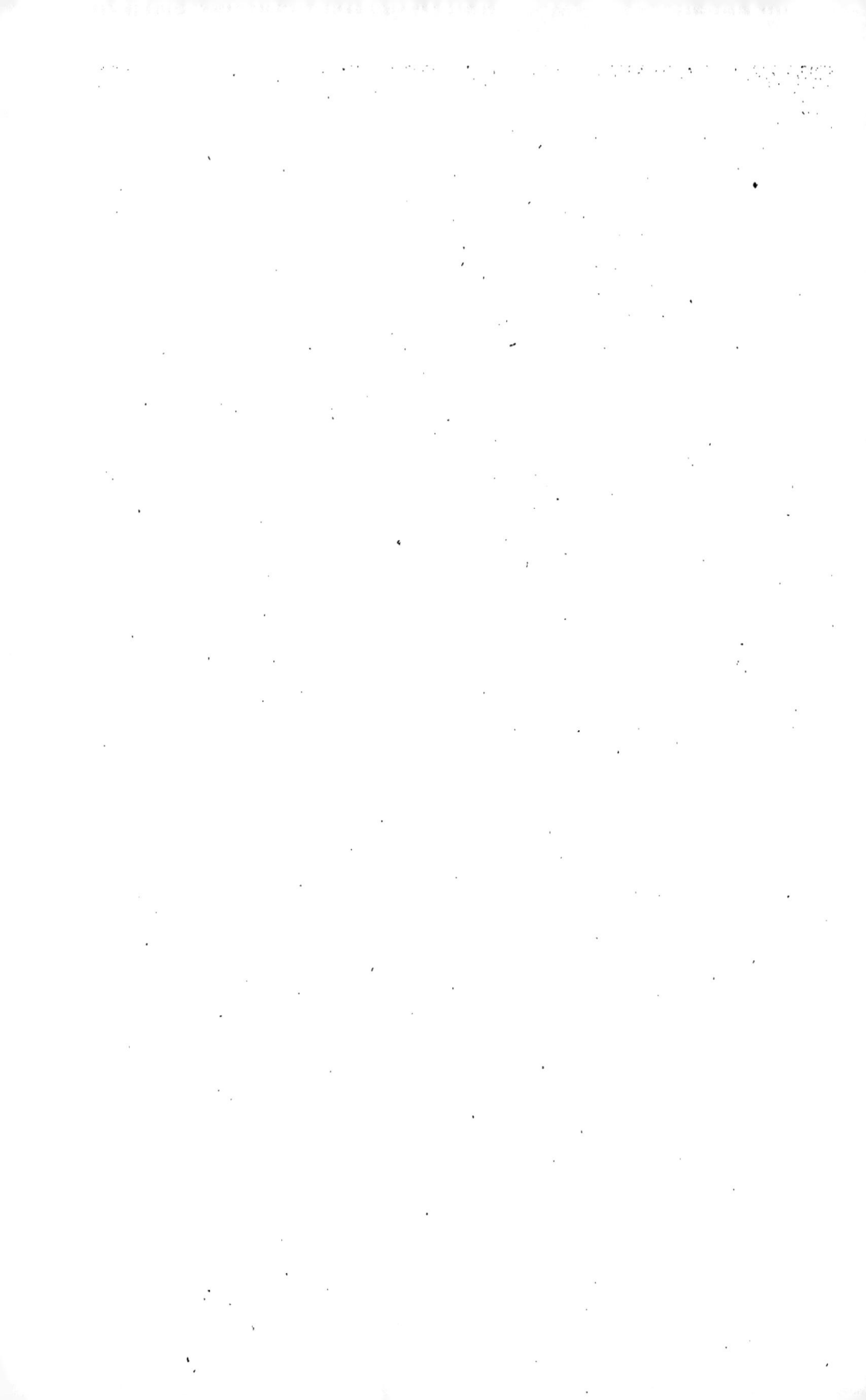

www.ingramcontent.com/pod-product-compliance
Lightning Source LLC
Chambersburg PA
CBHW070801220326
41520CB00053B/4743